CLINIQUE

THERMO-MINÉRALE

DE NÉRIS

PARIS. — Imprimerie CUSSET et Cᵉ, rue Montmartre, 123.

CLINIQUE
THERMO - MINÉRALE
DE NÉRIS

Par le docteur F. de RANSE

Médecin consultant aux eaux de Néris,
rédacteur en chef de la Gazette médicale de Paris,
président de la Société médico-pratique,
vice-président de la Société d'anthropologie,
membre de la Société de médecine de Paris, de la Société d'hydrologie,
de la Société des médecins des bureaux de bienfaisance,
des sociétés médicales du deuxième et du sixième arrondissement,
membre correspondant de la Société médico-chirurgicale de Liége, etc.,
chevalier de la Légion d'honneur,
officier de l'Ordre du Nichan Iftikar.

DEUXIÈME FASCICULE

DE L'ACTION IMMÉDIATE DES EAUX DE NÉRIS
DANS LE TRAITEMENT
DES MALADIES DU SYSTÈME NERVEUX

PARIS

P. ASSELIN, LIBRAIRE-ÉDITEUR

PLACE DE L'ÉCOLE-DE-MÉDECINE

1876

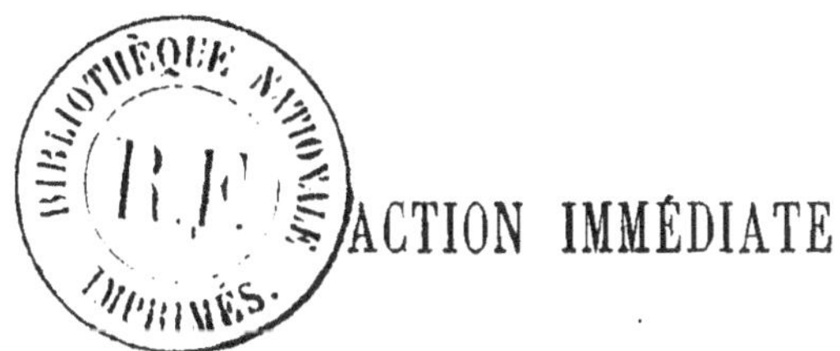

ACTION IMMÉDIATE

Les eaux minérales, dans leurs applications à la thérapeutique,
ont deux actions : l'une prompte, immédiate, se manifestant pendant
la durée même du traitement hydro-minéral et parfois dès
les premiers jours ; l'autre plus lente à se produire, s'accusant insensiblement
et ne témoignant de ses effets qu'un, deux, trois
mois et plus après la saison thermale, alors que les malades ont
repris le cours de leur vie habituelle. De ces deux actions, la plus
importante à obtenir et à noter est sans contredit la seconde, car
elle traduit une modification heureuse dans la disposition générale
de l'économie qui a engendré ou entretient la maladie pour
laquelle on a eu recours aux eaux. La première n'est souvent que
l'expression d'une amélioration plus ou moins grande survenue
dans un symptôme ou un syndrome de la maladie, et elle ne saurait,
dans tous les cas, faire préjuger de l'autre. On voit fréquemment
des malades quitter désespérés la station thermale, où non-
seulement ils n'ont trouvé aucun soulagement, mais où leur état
au contraire semble s'être aggravé, retirer plus tard de leur traitement les plus grands bénéfices et, à la saison suivante, être les
premiers à revenir, pleins de foi et de reconnaissance. Par contre,
des malades, qui partent enchantés de l'effet immédiat du traitement thermal, ne tardent pas à voir reparaître toutes leurs souffrances dès qu'ils sont rentrés dans le cercle de leurs habitudes et
de leurs occupations. On ne peut établir sur ce point aucune loi

8

générale. Cependant, à part les réserves que je viens de faire, il faut reconnaître que, dans la majorité des cas, un effet immédiat obtenu permet d'espérer, dans la même voie, un effet consécutif plus complet.

D'un autre côté, bien qu'on doive rechercher avant tout cet effet éloigné, car c'est là, en définitive, l'effet véritablement curatif, on ne saurait attacher une trop grande importance à l'effet immédiat. Le malade qui s'est résigné à un voyage, parfois très-onéreux pour lui, demande un prompt soulagement et sourit peu à la perspective d'une amélioration à longue échéance. Les promesses qui ne reposent sur aucun fait acquis, sur aucun résultat obtenu, le laissent sceptique et, surtout quand il s'agit de maladies nerveuses, le sentiment de confiance ou de découragement qu'il emporte de son traitement thermal n'est peut-être pas sans influence sur l'effet consécutif. Pour compléter ma pensée, je dois ajouter que l'effet immédiat des eaux — je parle dés eaux de Néris — comprend deux périodes ou deux phases : l'une, période ou phase d'excitation, qui suit les premières applications hydro-minérales, et dont la durée varie avec la nature de la maladie, la susceptibilité du malade et le mode d'application des eaux; l'autre, période ou phase de sédation, consécutive à la première, témoignant d'abord d'une sorte d'acclimatation du malade au régime des eaux, puis d'une action véritablement calmante de celles-ci, action qui généralement progresse et s'accentue de plus en plus jusqu'à la fin du traitement thermal. C'est cette sédation que j'ai en vue quand je parle de l'effet immédiat des eaux.

On me permettra, avant d'aller plus loin, d'insister sur un élément important de l'action des eaux; je veux parler de la durée du traitement thermal. La moyenne de vingt et un jours, qu'on a adoptée d'une manière générale en hydrologie, est considérée par la plupart des gens du monde comme un nombre fixe, invariable, et l'on a souvent bien de la peine à leur faire modifier des projets qu'ils ont basés sur cette notion erronée. Il est, en effet, impossible de déterminer d'avance, pour un cas donné, la durée du traite ment thermal; la manière dont un malade réagit ne tient pas seulement à la nature de son affection, mais encore à d'autres conditions, intrinsèques ou extrinsèques, que le médecin hydrologue ne peut connaître et apprécier *a priori;* ce n'est qu'en suivant de près le malade, en jugeant de l'effet produit et en tenant compte du but qu'il s'est proposé d'atteindre, qu'il peut fixer la durée de la cure. Cette durée est donc extrêmement variable. Mais on peut dire, d'une manière générale, qu'elle doit dépasser trois septénaires à Néris, comme sans doute dans la plupart des stations d'eaux indéterminées où le traitement externe seul est appliqué Chez la dame qui a fait le sujet de l'observation XX (p. 59), la névralgie mammaire, dont elle souffrait cruellement, n'a commencé à être modifiée qu'à partir du vingt-sixième bain. La malade a pris quarante bains et était, à son départ, très-avancée dans la voie d'une guérison qui n'a pas tardé à se confirmer.

Voici un autre exemple de la persévérance que doit montrer le médecin et, chose plus difficile, qu'il doit faire partager au malade. Il s'agit d'un monsieur, âgé d'environ 55 ans, qui m'a été adressé pour des douleurs névralgiques consécutives à un zona. Ce monsieur jouit d'ailleurs d'une excellente constitution et n'a offert aucun antécédent herpétique. Quelques mois avant l'époque de son arrivée à Néris, il a été pris, à la région lombaire et à la partie latérale droite de l'abdomen, d'un zona, de très-courte durée et presque insignifiant en tant qu'éruption. Mais en ces mêmes points sont survenues des douleurs, parfois très-vives et surtout trèsagaçantes, qui se sont montrées rebelles à tous les traitements employés, applications calmantes, vésicatoires volants, injections hypodermiques de morphine, etc. : on ne s'est arrêté que devant la cautérisation actuelle, à laquelle le malade n'a pu se résoudre.

Il a voulu tenter auparavant une cure thermale et le médecin qu'il a consulté lui a désigné Néris. Je le préviens que la cure devra probablement être prolongée au delà du temps généralement assigné à une saison thermale : il s'arme de courage et de patience.

Les douleurs que ressent encore le malade sont aussi vives qu'au premier jour. Elles sont de deux ordres : les unes, profondes, paraissent siéger dans les masses musculaires; les autres, superficielles, semblent être limitées à la peau. Les premières, caractérisées par une sensation pénible continue et par des élancements plus ou moins intenses, rappellent les névralgies simples; les secondes se traduisent par une hyperesthésie cutanée et la sensation de piqûres très-nombreuses et très-vives. Le contact des vêtements, le moindre frottement suffisent parfois pour les réveiller, ce qui rend la vie insupportable au malade.

Le traitement a consisté en bains tempérés d'une demi-heure à deux heures, et en douches également tempérées (36 à 37 degrés) et à faible pression dirigées sur le siége même des douleurs. Pendant les premiers jours celles-ci sont devenues plus intenses, puis elles ont repris leur degré habituel d'acuité. Après le vingt-cinquième bain seulement survient une légère amélioration, portant principalement sur les douleurs profondes. Cette amélioration persiste et s'accentue davantage vers le trente-quatrième bain. Après le quarante et unième, les douleurs profondes ont à peu près disparu et un amendement très-notable s'est produit dans les douleurs superficielles. L'hyperesthésie cutanée a diminué considérablement et la sensation de piqûres s'est transformée en un sentiment de gêne. Somme toute, si la guérison n'est pas encore complète, il est permis de l'espérer dans un avenir assez prochain, et l'amélioration produite constitue un heureux résultat si on la compare à l'inefficacité absolue des médications jusque-là employées.

Mais ce sur quoi je désire plus particulièrement appeler l'attention, dans les deux faits précédents, c'est l'époque tardive à laquelle l'amélioration est survenue. Si, partageant le préjugé qui fixe invariablement à vingt et un jours la durée d'une saison thermale, sans tenir compte de la nature de la maladie, sans distinguer, par exemple, les douleurs consécutives au zona de celles qui appartiennent à des névralgies essentielles, j'avais laissé mes deux malades partir à l'expiration du troisime septénaire, ils n'auraient pas retiré de leur séjour à Néris le soulagement immédiat qu'ils ont éprouvé et qu'ils y étaient venus chercher. Il ne faut donc pas oublier que la durée de la cure thermale constitue un élément puissant d'action et il y a lieu, sous ce rapport, de prémunir les malades contre les idées qui ont cours dans le monde.

I. — MALADIES DU SYSTÈME NERVEUX.

J'étudierai d'abord l'action immédiate des eaux de Néris dans le traitement des maladies du système nerveux. Plusieurs de ces maladies sont incurables ou difficilement curables, et ce que les malades viennent demander aux eaux minérales, c'est, avant tout, un soulagement à quelque symptôme dominant actuellement la scène. Ce symptôme, qu'il affecte la sensibilité ou la motilité, est pour ainsi dire à l'état aigu ; il concentre toute l'attention et les préoccupations du malade ; une prompte amélioration est doublement nécessaire pour apaiser les souffrances physiques et remonter les forces morales ; nous allons voir comment, dans bien des cas, cette amélioration s'obtient à Néris.

§ 1. — Névroses profondes, névroses viscérales.

L'action sédative immédiate des eaux de Néris, dans le traitement des névralgies ou névrites périphériques, est l'une des mieux établies et des plus fréquemment utilisées. Je pourrais puiser largement à ce sujet dans mes observations ; mais elles n'ajouteraient rien à celles que j'ai publiées plus haut (p. 55 et sq.). Je préfère montrer, par la relation très-brève de deux faits, que cette sédation immédiate ne s'obtient pas moins quand on a affaire à une névralgie profonde ou à une névrose viscérale.

Dans le premier, il s'agit d'une dame, âgée d'environ 55 ans, qui souffrait depuis plusieurs années d'une sorte de névralgie paraissant avoir son siége dans le plexus lombo-sacré. Les douleurs, en effet, étaient profondes, occupaient la région lombaire et la région sacrée, s'irradiant plus ou moins loin, selon l'intensité des accès, soit en haut le long du rachis, soit en bas vers les membres inférieurs. Elles formaient ainsi comme une demi-ceinture postérieure, n'intéressant pas d'ailleurs les organes abdominaux et pelviens. Quand la malade est arrivée à Néris, ces douleurs revenaient invariablement toutes les nuits. Quelque temps après s'être couchée, elle était obligée de se lever, de se promener, ou tout au moins de rester assise dans un fauteuil où elle passait la plus grande partie de la nuit. Les douleurs cessaient vers le matin et étaient très-supportables si parfois, ce qui était rare, elles reparaissaient dans la journée. Inutile d'ajouter que la malade avait essayé de tous les traitements, et que tous n'avaient réussi qu'à lui procurer un soulagement très-faible et de très-courte durée.

Les premiers bains qu'elle a pris à Néris ont si bien réveillé et exaspéré les douleurs qu'elle a été sur le point, malgré tout son courage, de renoncer au traitement. Heureusement pour elle, elle a persisté ; mais ce n'est que vers le vingtième bain qu'elle a commencé d'éprouver quelque soulagement. Les bains ont varié de une heure à deux heures et demie et trois heures. Elle en a pris 40. Aux bains on a joint des douches tempérées et à faible pression sur la région douloureuse. L'amélioration s'est consolidée et a fait de notables progrès. Quand la malade a quitté Néris, elle pouvait rester couchée toute la nuit et goûter un sommeil qui, depuis longtemps, lui était inconnu.

La seconde observation présente en elle-même un assez grand intérêt, et l'on me permettra de la donner avec un peu plus de détails. Le malade qui en est le sujet est un monsieur d'une soixantaine d'années. Il y a vingt ans, il a été atteint d'une pleurésie droite, avec bruits amphoriques, qui a donné lieu à une erreur de diagnostic de la part de l'un de nos maîtres le plus universellement et le plus justement respectés. A cette époque, on ne connaissait pas encore les conditions et la signification de ces bruits amphoriques qui se produisent quelquefois dans la pleurésie ; aussi le maître en question diagnostiqua une caverne tuberculeuse et prédit une terminaison fatale. Le malade en a appelé de ce jugement et, au grand étonnement de ses médecins, s'est complétement rétabli.

Quand je dis complétement, je vais peut-être un peu loin, car la pleurésie a laissé chez lui des traces de son passage. En l'auscultant, on trouve, en effet, à la base de la poitrine, en arrière et à droite, un bruit de frottement fin qui imite, à s'y méprendre, des râles sous-crépitants, et donnerait facilement le change à un médecin qui ne serait pas prévenu. Le confrère qui traite actuellement ce malade, et qui le suit depuis nombre d'années, a toujours constaté, à l'état de santé comme à l'état de maladie, l'existence de ce bruit de frottement. Mais les conditions anatomo-pathologiques qui donnent lieu à ce bruit ont une autre conséquence : c'est, lorsque le malade a la moindre bronchite, de provoquer chez lui une dyspnée qui n'est nullement en rapport avec l'étendue et l'intensité de l'affection des bronches.

Il y a dix-huit mois, le malade a été pris, à la région précordiale, et sous forme d'accès, de douleurs intenses, s'irradiant de préférence vers le bras gauche, avec des élancements sur le trajet des nerfs intercostaux, un sentiment de compression à la base de la poitrine, et s'accompagnant d'une anxiété, d'une angoisse des plus vives. Ces accès duraient environ une demi-heure et étaient provoqués par le moindre effort. Aggravés notablement à la suite d'un voyage fait dans de mauvaises conditions, ils ont été un peu atténués par l'administration de la valériane, le seul, parmi une foule de médicaments employés, qui ait produit quelque effet. Rien d'ailleurs d'anormal du côté du cœur; au plus fort des accès, le pouls reste calme. A ces différents signes, l'idée d'une angine de poitrine vient tout naturellement à l'esprit. Néanmoins, se basant sur les antécédents arthritiques du malade, sur la gêne respiratoire laissée par l'ancienne pleurésie, sur l'absence de toute lésion cardiaque et l'état du pouls pendant les accès, le médecin du malade et l'un de nos maîtres appelé en consultation ont écarté un semblable diagnostic et admis une pure névrose, probablement de nature arthritique, atteignant plus spécialement le plexus cardiaque et les nerfs phréniques.

A son arrivée à Néris, le malade n'a plus que des accès relativement légers, caractérisés principalement par de la dyspnée, une sensation douloureuse de compression à la base de la poitrine et quelques élancements sur le trajet des nerfs intercostaux. Le moindre effort, souvent le moindre mouvement, provoque un de ces accès. Ainsi le malade ne peut se raser ni s'habiller seul; il lui est tout aussi impossible de faire quelques pas dans la rue. Les mouvements passifs, tels que la locomotion en voiture, ne réveillent pas d'accès. Par contre, il en est un qui survient à peu près régulièrement toutes les nuits vers minuit. Les fonctions digestives s'accomplissent bien; l'état général paraît excellent.

Ainsi qu'il était facile de le prévoir, les premiers bains, quoique tempérés et de très-courte durée, ont augmenté l'intensité des accès; mais l'acclimatement a été prompt et, après quelques jours de traitement, une sédation marquée s'est manifestée. Le malade

a pu dormir des nuits entières sans être réveillé par l'accès habituel de minuit, ce qui ne lui était pas arrivé depuis longtemps. Il
a pu aussi aller à pied de son hôtel au parc, c'est-à-dire faire près
d'un kilomètre, en comptant l'aller et le retour, sans être pris de
dyspnée. Les douches tempérées et faibles administrées sur la région cardiaque produisaient un soulagement notable et le malade
en aurait abusé, malgré mon avis, si le résultat n'était venu confirmer ma prévision : une douche, plus longue ou plus excitante
que les autres, réveilla, en effet, momentanément les accès. Vers la
fin du traitement, à de beaux jours succéda un temps froid et humide qui, en influant sur l'état des bronches du malade, vint en
partie contre-balancer l'effet des eaux. Il n'en quitta pas moins
Néris notablement amélioré.

Parmi les nombreux névropathes qui affluent à Néris, on observe
toutes les variétés de névralgies, toutes les formes de névroses :
presque toujours ces malades trouvent dans l'action immédiate des
eaux de Néris un soulagement à leurs souffrances, absolument
comme les deux dont je viens de tracer rapidement l'histoire. Mais
quelle est, me demandera-t-on, la durée du soulagement ainsi
obtenu ? Pour répondre à cette question, il me faudrait sortir du
programme que je me suis tracé et aborder l'étude de l'action consécutive ou éloignée des eaux de Néris. Ce sera l'objet d'un chapitre
ultérieur. Dans celui-ci je désire me borner à faire connaître l'effet
général produit au moment où le malade quitte la station thermale.

§ 2. — Ataxie locomotrice.

Si, des simples névroses douloureuses, on passe à des maladies
des nerfs ou des centres nerveux ayant un substratum anatomique
parfaitement connu et défini, on obtient encore fréquemment, par
les eaux de Néris, une sédation que les agents médicamenteux

sont impuissants à produire au même degré. J'ai eu à traiter, à peu près en même temps, six ataxiques parvenus à différentes périodes du *tabes dorsalis* : chez tous j'ai observé un soulagement marqué dans les douleurs fulgurantes. Voici d'ailleurs très-rapidement les observations de ces malades; il n'est pas sans intérêt de les rapprocher les unes des autres.

Le premier est tout à fait au début de la maladie, si bien qu'il est encore permis de se demander si l'on verra, dans la suite, se dérouler tous les symptômes du *tabes*. Son médecin, très-compétent en la matière, tend vers ce diagnostic et j'avoue que je partage entièrement son avis. Le malade en question est un monsieur de 40 à 45 ans, fortement constitué, et n'offrant aucun antécédent pathologique digne d'être noté. Depuis quelque temps, il éprouve dans les membres, tantôt dans l'un, tantôt dans l'autre, de véritables éclairs de douleur, survenant brusquement, disparaissant aussi vite, et lui arrachant le plus souvent un cri à la fois de surprise et de souffrance. Tout se borne là; aucun signe céphalique, pas de troubles viscéraux, pas de gêne dans la marche. Je le répète, la constitution est robuste et toutes les fonctions s'accomplissent de la manière la plus régulière. Il est des périodes pendant lesquelles ces douleurs se renouvellent assez fréquemment; puis viennent des périodes de calme. Le malade arrive à Néris pendant l'une de ces dernières périodes. Les premiers bains ont pour effet de réveiller les douleurs fulgurantes; mais ce réveil n'est que transitoire, et, après un séjour de trois semaines à Néris, où il a pris des bains de une heure à deux heures, et des douches tempérées à faible pression, le malade part n'éprouvant plus le moindre élancement.

Chez le second malade, l'affection tabétique est déjà un peu plus nettement caractérisée. Le médecin qui me l'adresse, excellent cli-

nicien, a diagnostiqué une ataxie locomotrice à la première période, période qu'il appelle congestive ou hypérémique. Le malade
est un homme de 30 ans, d'une constitution assez délicate. Depuis
environ deux ans il éprouve des élancements rapides et douloureux à la nuque, le long du rachis et dans les membres. Les symptômes céphaliques se sont bornés à de légers troubles visuels. Du
reste, pas d'incertitude de la marche ni d'incoordination motrice ;
absence également de crises gastriques ou viscérales. Depuis un an
qu'il est soumis à un traitement dont le bromure de potassium à
l'intérieur, et, à l'extérieur, des vésicatoires volants appliqués suc-
cessivement à la nuque ont constitué la base principale, le malade
a vu son état s'améliorer et les douleurs perdre de leur acuité.

A son arrivée à Néris il est soumis à des bains à 35 degrés de
une demi-heure à une heure et demie de durée et, quatre ou cinq
jours après, à des douches très-douces de 36 à 37 degrés le long de
la colonne vertébrale. Ce traitement produit une excitation assez
vive, exaspère les douleurs, amène de l'agitation, de l'insomnie, et
partant un complet découragement de la part du malade. Je fais
suspendre les douches et borne tout le traitement à des bains d'une
heure. Le calme ne tarde pas à reparaître et, après 21 bains, le malade quitte Néris, n'éprouvant plus le moindre élancement, dor-
mant, pendant toutes les nuits, d'un excellent sommeil, et remonté
au moral comme au physique.

Le troisième malade, âgé de 46 ans, en apparence fortement constitué, mais en réalité d'une santé délicate, m'est adressé pour
une affection portant simplement l'étiquette de *névrose*. Ce malade a eu, il y a plusieurs mois, des accès très-intenses de gastro-
entéralgie. Vers la même époque sont survenues des douleurs vives
et sous forme d'éclairs le long des membres inférieurs. Enfin le
malade se plaint de difficulté pour uriner, de spasmes douloureux
dans le canal de l'urèthre et au col de la vessie, et, se souvenant

d'uréthrites qu'il a eues dans sa jeunesse, il est convaincu qu'il est atteint actuellement d'un rétrécissement, bien que le cathétérisme, propre à éclairer le diagnostic, n'ait été jamais pratiqué. En rapprochant ces différents symptômes les uns des autres, crises gastriques, douleurs fulgurantes, spasmes uréthro-vésicaux, il n'y a guère d'hésitation à avoir sur la nature de la maladie, malgré l'absence de signes céphaliques et de toute incoordination motrice.

Le traitement a consisté en des bains à 35 degrés de une demi-heure à deux heures. Quelques douches ont amené une excitation assez vive pour qu'on ait cru devoir y renoncer. Il s'est produit un amendement rapide et notable dans les douleurs fulgurantes ainsi que dans les spasmes de l'urèthre et de la vessie. La miction est devenue plus facile et le jet à peu près normal. Le malade se félicitait de cet heureux résultat, quand, vers le dix-huitième bain, le traitement thermal a dû être interrompu par suite du développement d'une affection aiguë tout à fait accidentelle et qui lui a causé de vives souffrances. Il est parti, dix ou douze jours après, convalescent de cette maladie aiguë et sans avoir rien perdu du bénéfice obtenu dans les symptômes de son affection médullaire.

Chez le quatrième malade, l'existence d'une affection de la moelle ne fait aucun doute, mais il est peut-être encore permis d'hésiter relativement à la nature et au siége de la lésion. En tout cas, il se rapproche assez des tabétiques pour que j'aie pu le comprendre parmi ces derniers. C'est un monsieur de 45 ans qui a eu, dans sa jeunesse, des accidents spécifiques. La maladie dont il est atteint en ce moment date de quelques années et a débuté par des accès de douleur très-violents dans les membres inférieurs. Aujourd'hui il présente en quelques points de ces membres des plaques d'anesthésie qui dénotent, comme le fait remarquer avec raison le médecin qui me l'a adressé, un certain degré d'altération de quelques racines postérieures ou de certaines parties de la moelle.

L'iodure de potassium a produit chez ce malade un grand soulagement. Dès que les douleurs se réveillent, il en prend, à la dose moyenne de 2 grammes par jour, et elles ne tardent pas à disparaître. La marche, sans être incertaine ni incoordonnée, paraît cependant un peu embarrassée, et le malade se fatigue vite. Aucun autre symptôme important à signaler.

Les premiers bains, et surtout les premières douches, produisent de l'excitation, de l'insomnie, et réveillent les douleurs. Celles-ci sont calmées, comme d'habitude, par la prise de quelques doses d'iodure de potassium. Le traitement thermal est ensuite parfaitement bien supporté. J'y joins l'administration de douches écossaises qui relèvent les forces générales. Quand le malade quitte Néris, après cinq semaines de traitement interrompu par quelques jours de repos, il n'éprouve plus de douleurs et l'état général s'est amélioré. Les plaques d'anesthésie n'ont été en rien modifiées.

Le cinquième ataxique a été envoyé à Néris « pour des douleurs névralgiques et rhumatismales dont il est atteint depuis six mois ». Ces douleurs siégent aux membres inférieurs et sont attribuées par le malade à une sciatique d'origine rhumatismale. Il marche avec difficulté et, sur un parquet ciré, il a de la peine à se tenir. Comme antécédents pathologiques, il ne mentionne que des pertes séminales qui l'ont beaucoup attristé et ont coïncidé avec une impuissance à peu près complète. L'état général est d'ailleurs satisfaisant.

La prétendue sciatique de ce malade me paraît singulière, et, dès les premières questions que je lui pose, je suis conduit à réformer le diagnostic. En effet, les douleurs sont fulgurantes ; elles siégent également dans les deux membres inférieurs ; elles s'exagèrent la nuit et s'accompagnent de crampes. La marche, qui est simplement incertaine quand le malade a les yeux ouverts, devient impossible dans l'obscurité ; il perd l'équilibre, quand il essaie de marcher les yeux fermés. En examinant avec grand soin les yeux, on constate un léger strabisme : c'est le seul signe céphalique qu'il soit permis de noter. La marche ne présente pas l'incoordination caractéristique, mais, comme je viens de le dire, elle est gênée, incertaine, et le malade a constamment besoin de l'appui d'une canne. Si à tous ces symptômes on ajoute les pertes séminales et l'impuissance dont il a été parlé plus haut, on n'a plus d'hésitation à voir là un cas d'ataxie locomotrice.

Le malade a fait à Néris deux saisons séparées par un intervalle d'environ six semaines. Pendant la première, le traitement a consisté en bains et douches tempérés auxquels on a joint plus tard des douches écossaises. L'excitation des premiers jours a été très-modérée; il y a eu seulement de l'insomnie. Un amendement très-notable est survenu dans les douleurs; les forces des jambes ont fait des progrès moins sensibles.

Quand le malade revient pour la seconde saison, la sédation des douleurs a persisté, mais la faiblesse des jambes a peut-être augmenté et l'on dirait que l'incoordination motrice s'est accentuée davantage. On reprend le traitement précédent auquel on ajoute, de l'avis du médecin du malade, des cautérisations ponctuées le long de la colonne vertébrale. Les douleurs ne reparaissent pas, mais la faiblesse et la difficulté de la marche ne semblent pas sensiblement modifiées.

Le dernier ataxique dont j'ai à parler a vu sa maladie débuter en 1859. Dès cette époque, les symptômes furent assez graves pour le faire condamner à courte échéance par les médecins qui lui donnaient des soins. Comme le pleurétique dont j'ai parlé plus haut, il en a appelé de ce jugement et a gagné son procès. Les divers traitements qu'il a suivis ont amélioré, en effet, son état; il s'est en particulier bien trouvé d'une saison à Lamalou, et il devait retourner l'an dernier dans cette station, quand un retard apporté dans son voyage l'a décidé à s'arrêter à Néris. Depuis quelques mois il se trouve dans une mauvaise phase. L'incoordination caractéristique des mouvements et la faiblesse des jambes ont notablement augmenté; au moment de son arrivée à Néris elles sont parvenues au plus haut degré; ce n'est, en effet, qu'à grand'peine qu'il peut venir d'un hôtel voisin chez moi, appuyé, ou plutôt porté sur les bras d'un domestique. Les douleurs fulgurantes et constrictives sont très-vives, l'insomnie à peu près constante. Au milieu de cet affaissement physique le moral reste excellent; seulement l'impressionnabilité est très-grande.

J'ai rarement assisté à une transformation aussi rapide que celle qui s'est opérée chez ce malade. Dès les premiers bains on a pu constater un amendement considérable dans les douleurs et un retour progressif des forces. Six jours après son arrivée, il peut, appuyé simplement sur une canne, faire à pied 2 kilomètres. Je le rencontre au milieu de cette promenade et lui adresse mes compliments. Mais j'avais compté sans son impressionnabilité. A peine, en effet, l'ai-je quitté que, sous l'influence de son émotion, il heurte ses pieds l'un contre l'autre et tombe sans pouvoir se relever. On le remet debout et il peut marcher jusqu'à son hôtel. Les jours suivants, cette amélioration si rapide ne fait que croître et s'affermir : plus de douleurs, sommeil calme, appétit excellent; gaîté charmante; il y a plus de deux ans que le malade ne n'est senti aussi bien.

Le traitement a duré vingt-cinq jours. Il a consisté en bains d'une heure de 35 à 36 degrés et en douches à 37 degrés, accompagnées de massage des jambes et suivies d'une nouvelle immersion de quelques minutes dans de l'eau à 36 degrés. Cette seconde immersion, disait le malade, calmait chez lui ce qu'il y avait de trop excitant dans la douche et le massage, et lui laissait tout le bénéfice de l'action tonique de cette double opération. Le fait est que, si l'incoordination motrice n'a pas été sensiblement modifiée, les forces générales se sont considérablement accrues et le résultat obtenu chez ce malade est l'un de ceux qui ont le plus frappé les personnes, médecins ou autres, qui en ont été les témoins.

Ces faits montrent que, dans l'ataxie locomotrice, à quelque phase d'ailleurs qu'elle soit arrivée, le phénomène qui est le plus rapidement et le plus constamment amendé par les eaux de Néris, c'est le phénomène douleur. Or, si l'on songe que les douleurs fulgurantes forment, à une certaine periode, toute la symptomatologie et que, dans toutes les autres, elles constituent en définitive le symptôme le plus pénible pour les malades, on voit combien est précieuse pour les tabétiques cette action sédative prompte, immédiate des eaux de Néris. Ce n'est pas tout; quand les douleurs se sont calmées, le sommeil ne tarde pas à reparaitre, l'appétit devient meilleur, le moral se relève, les forces reprennent, en un mot l'état général s'améliore : le dernier de mes malades offre un exemple des plus remarquables de cette amélioration. Or, dans une maladie à marche lente et progressive, comme l'ataxie locomotrice, n'est-ce pas déjà beaucoup que de pouvoir soulager, relever et soutenir les forces? Et, sans se faire aucune illusion relativement à la prise qu'on peut avoir sur la lésion médullaire, ne peut-on espérer du moins d'en limiter l'extension et de ralentir ainsi, sinon d'enrayer la marche de la maladie? Je chercherai plus tard à résoudre cette question en étudiant l'action éloignée des eaux de Néris sur le *tabes dorsalis;* pour le moment, je dois me borner à constater les avantages de leur action sédative immédiate.

§ 3. — **Phénomènes convulsifs de l'hystérie.**

Dans les faits qui précèdent, on a vu l'action immédiate des eaux de Néris dans les troubles de la sensibilité; cette action n'est pas moins intéressante à connaître pour ce qui concerne les troubles de la motilité, et je puiserai mes premiers exemples dans les phénomènes convulsifs de l'hystérie. Les deux observations qui vont suivre ont en outre l'avantage de faire nettement ressortir les trois phases dans lesquelles on peut diviser, au point de vue des effets immédiats, le traitement thermo-minéral : phase d'excitation, phase d'acclimatement, phase de sédation.

Le premier fait est relatif à une jeune dame de 26 ans, d'un tempérament lymphatique et nerveux, atteinte, depuis son dernier accouchement, qui remonte à douze ou quinze mois, d'une métrite chronique ou plutôt subaiguë, avec léger abaissement de l'organe. Le col est considérablement engorgé, mou, ulcéré, et laisse s'écouler en abondance, par l'orifice externe entr'ouvert, un liquide épais, albumineux. Ce qui domine dans cet état, c'est une irritabilité excessive des organes génitaux. La moindre pression sur le col provoque une douleur intense; le vagin et la vulve sont le siége d'une hyperesthésie qui a rendu une fois ou deux l'exploration impossible et a dû faire suspendre pendant plusieurs jours l'application de topiques calmants. L'hyperesthésie s'étend aux ovaires qui sont le siége et le point de départ de douleurs névralgiques occupant presque toute l'étendue du ventre et la région des lombes. Ces douleurs, sujettes à des exaspérations, sont à peu près constantes, rendent la marche très-pénible et, qu'on me passe l'expression, empoisonnent l'existence de la malade. Appétit capricieux, le plus souvent nul. Météorisme habituel, constipation opiniâtre. Sommeil agité; impressionnabilité des plus grandes.

A tous ces symptômes on ne sera pas surpris de voir se joindre des phénomènes hystériques. La malade, en effet, est sujette à des accès, parfois limités à la sensation de boule et de strangulation et se terminant par des larmes abondantes; d'autres fois complets, avec convulsions cloniques des membres, spasmes viscéraux, etc. J'ai assisté à l'un de ces derniers accès, qui a duré environ trois quarts d'heure. Pas de paralysie ni d'anesthésie.

9

Avant de venir à Néris, la malade prenait des bains tièdes de deux, trois et même quatre heures; elle les supportait parfaitement bien et semblait y trouver du soulagement. A Néris elle commence par un bain de dix minutes à peu près à la même température que les précédents; ce bain provoque un violent accès d'hystérie. Le second, le troisième, le quatrième bain, à la même température, et toujours ne dépassant pas dix minutes, amènent le même résultat. Toutefois l'intensité des accès va en décroissant. Après le cinquième bain l'accès s'arrête aux phénomènes prodromiques qui d'habitude l'annoncent. Le sixième n'est suivi que d'une légère excitation. La malade est définitivement acclimatée aux eaux de Néris. A partir de ce moment, en effet, j'augmente graduellement la durée du bain jusqu'à deux heures. Non-seulement la malade les supporte parfaitement, mais tous les phénomènes purement hystériques se calment; plus d'accès, plus de convulsions cloniques, plus de spasmes, plus de sensation de boule ni de strangulation.

La modification est moins prononcée et moins satisfaisante du côté des organes génitaux. Au fond lymphatique et névropathique s'ajoute, chez la malade, une disposition arthritique, probablement héréditaire. Les urines laissent déposer en abondance des urates; même après les accès hystériques elles ne sont jamais claires et la malade use de temps en temps de légers diurétiques. Il y a, comme on le voit, un état complexe, qui est sensiblement amélioré; mais qui exigerait, pour qu'on pût constater un meilleur résultat, un séjour aux eaux plus prolongé que celui que la malade peut y faire.

La seconde malade offre l'exemple à peu près complet d'un cas d'hystérie à forme grave. C'est une dame âgée de 30 ans. La maladie date déjà chez elle de longues années et s'est annoncée, dès avant son mariage, par de la dysménorrhée. Elle a eu trois enfants;

à chacune de ses couches son état s'est aggravé. Comme son observation serait très-longue, je me bornerai à un exposé sommaire des principaux symptômes qu'elle présentait à son arrivée à Néris :

Sensibilité : hémianesthésie gauche complète, s'étendant de la tête au pied, limitée exactement à la ligne médiane sur la face et le tronc, et atteignant également les organes des sens; hyperesthésie ovarienne, très-vive à gauche, moins prononcée à droite; de l'ovaire gauche partent des irradiations névralgiques extrêmement douloureuses vers le flanc et la région sacrée.

Motilité : Paraplégie incomplète. La malade peut remuer les jambes dans son lit et se soutenir même un instant sur les pieds ; au besoin elle ferait quelques pas appuyée très-fortement sur les bras de deux personnes. En réalité, dès qu'elle fait supporter le poids du corps aux membres inférieurs, ceux-ci ne tardent pas à fléchir.

Circulation : Aucune lésion cardiaque. Palpitations comme chez toutes les hystériques. Froid à peu près constant aux extrémités inférieures. Fréquemment accès fébriles intenses, caractérisés par la fréquence du pouls, l'élévation de la température, un malaise général pouvant aller jusqu'à un léger délire, une animation inusitée de la face, etc. En général ces accès marquent la transition entre deux périodes dont je parlerai plus bas, période d'état nerveux ou d'excitation et période de prostration marquée par de fréquentes syncopes.

Digestion : Anorexie absolue; bizarrerie du goût. La malade rend à peu près intégralement tout ce qu'elle ingère; il est des jours où la glace elle-même ne passe pas. Ce qui est le mieux ou le plus souvent toléré, c'est une petite tranche de pain sec ou trempé dans du vin. Fréquemment rien ne passe, et je dois soutenir la malade par des lavements de bouillon et de vin. Du reste, la maigreur et la faiblesse sont loin d'être en rapport avec cette abstinence presque absolue. Les garde-robes sont rares et à peu près nulles. La malade est restée vingt-cinq jours, puis trente jours sans aller à la selle; elle n'a rendu que quelques mucosités. Les lavements alimentaires ont toujours été tolérés et absorbés.

Sécrétions : A peu près nulles. La paralysie a atteint la vessie. Quatre ou cinq fois seulement, généralement à la suite de quelques cautérisations ponctuées pratiquées sur le siége des douleurs irradiées de l'ovaire, la malade a pu évacuer spontanément quelques gouttes d'urine. Ordinairement elle se sonde ; elle le fait tous les matins par une sorte d'habitude, car elle n'en éprouve nullement le besoin. Je l'ai sondée plusieurs fois moi-même à la suite de pertes utérines pour lesquelles je l'avais condamnée à un repos absolu : la quantité moyenne d'urine extraite en vingt-quatre heures était de deux ou trois petites cuillerées à café. A différentes reprises l'anurie a été complète pendant deux jours consécutifs et, chose importante à noter au point de vue physiologique, les vomissements n'ont été ni plus fréquents, ni plus abondants pendant cette période; ils étaient simplement provoqués par l'ingestion de substances alimentaires et manquaient complétement si l'on se bornait à alimenter la malade par le rectum. — Les autres sécrétions ne sont pas plus actives ou plus abondantes que la sécrétion rénale et la sécrétion intestinale; la bouche et la gorge sont sèches, la peau aride, sauf parfois à la suite des accès fébriles mentionnés plus haut ; toux sèche; rareté même des larmes. Les sécrétions génitales seules contrastent avec le ralentissement général des autres sécrétions.

On me permettra ici une courte réflexion : si l'on rapproche les uns des autres ces trois phénomènes, abstinence presque complète de la malade, conservation d'un embonpoint relatif, arrêt ou ralentissement extrêmement considérable des sécrétions, n'est-on pas autorisé à penser que chez elle le travail de désassimilation est amoindri ou ralenti au même degré que le travail d'assimilation, et que c'est parce qu'il y a ainsi une sorte de balance continue entre la recette et la dépense, que la malade, au lieu de dépérir, conserve son embonpoint? Je soumets cette interprétation aux physiologistes et reprends l'exposé des symptômes de ma malade.

Menstruation, état des organes génitaux : Menstruation irrégulière. Il y a trois mois que la malade n'a pas eu ses règles. Sous l'influence du traitement ou de toute autre cause, elle est prise, quinze jours après son arrivée, d'une perte abondante qui l'affaiblit beaucoup et me donne quelque inquiétude. Le sang qu'elle perd ressemble à de l'eau légèrement teintée en rose. Deux fois une perte semblable s'est renouvelée et n'a pas peu contribué à entraver le traitement dans son application comme dans ses effets. À l'examen des parties génitales, je trouve le vagin humide; le col engorgé, sensible au toucher; l'orifice externe entr'ouvert, bordé d'une légère ulcération et donnant issue à une certaine quantité de liquide épais, glutineux; pas de déviation bien marquée; mobilité assez grande de l'utérus; sensibilité très-vive de l'ovaire gauche.

Respiration : Le plus souvent normale, quelquefois très-génée; accès de dyspnée véritablement effrayants; l'air ne passe qu'en sifflant à travers la glotte, parfois il ne passe plus et l'asphyxie est imminente; on reste ainsi, pendant quelques secondes, qui paraissent bien longues, dans une anxiété profonde sur ce qui va se passer; puis un nouveau sifflement se fait entendre. Après une heure ou deux de dures angoisses, l'accès se calme. À d'autres moments, sensation de strangulation au niveau du larynx, voix enrouée, voilée, aphonie presque complète.

Phénomènes généraux : Deux phases se succèdent généralement l'une à l'autre, phase d'excitation et phase de dépression. Pendant la première, accès fréquents de convulsions cloniques : la malade en a plusieurs dans les vingt-quatre heures. J'ai assisté à l'un de ces accès : il n'a pas duré moins de deux heures. La compression des ovaires a été impuissante à l'arrêter. On a eu toutes les peines à maintenir la malade sur son lit. A la suite de cet accès, mettant un certain amour-propre à n'avoir pas de témoins, la malade s'est enfermée, pendant plusieurs jours, au moment où elle sentait venir un accès : de nombreuses marques de contusion et de vastes ecchymoses ont témoigné de la violence des accès qu'elle a eus ainsi seule dans sa chambre, et pendant lesquels, tombée de son lit, elle devait se heurter contre tous les meubles.

La période d'excitation durait de six à huit jours; puis venait souvent un accès fébrile intense qui était suivi d'une grande prostration. Les pertes utérines ont parfois remplacé l'accès de fièvre comme phénomène transitoire entre la période d'excitation et celle de dépression. Pendant celle-ci la malade restait abattue, sujette à de fréquentes syncopes, dès qu'elle cherchait à se soulever. Parfois elle tombait dans un état syncopal rappelant l'état de mort apparente, sans roideur cataleptique. Cet état durait quelques heures, même une journée entière. La prostration, à un moindre degré, durait quelques jours. Puis l'état nerveux reprenait le dessus, et les forces revenaient avec les accès convulsifs. Deux ou trois fois le passage de la période de prostration à la période d'excitation a été marqué par les accès de dyspnée dont j'ai parlé plus haut.

Etat psychique : Quelques idées de fortune et de grandeur, d'ailleurs très-peu accentuées. Un peu de résistance au point de vue de l'alimentation, mais obéissance résignée pour tout ce qui concerne les moyens thérapeutiques. Etat moral excellent. Pendant un fort accès de dyspnée, la malade, que je croyais inconsciente de ce qui se passait autour d'elle, s'est aperçue de mon inquiétude, et elle en a ri après l'accès. Elle a entendu, dit-elle, des médecins la condamner et elle est encore vivante; quelque graves que paraissent les accidents auxquels elle est sujette, elle sait que c'est une gravité apparente, et elle ne s'en préoccupe pas. Cette quiétude ne s'est jamais démentie.

J'arrive au traitement et aux résultats qu'il a produits. J'ai com-

mencé par prescrire des bains à 35 degrés, de cinq à dix minutes.
Les quatre ou cinq premiers bains ont provoqué, dès l'entrée de la
malade dans l'eau, un accès convulsif des plus intenses. On avait
de la peine à la maintenir dans la baignoire, d'où elle faisait jaillir
l'eau sur tous les points de la cabine. En même temps elle poussait
des cris, ce qui ne lui arrivait pas dans les accès habituels. On a dû
forcément la laisser dans l'eau jusqu'à la fin des accès qui ont eu
une durée moyenne de trois quarts d'heure. Un calme relatif a
succédé à chaque bain. La première perte utérine est venue faire
suspendre les bains avant que la malade ait pu s'acclimater à l'action des eaux. Aussi, quand elle a repris le traitement, les mêmes
phénomènes d'excitation se sont produits. Mais ils n'ont pas tardé
à s'amender. Les convulsions cloniques n'ont plus duré que quelques minutes; puis elles ont fait place à des accès de dyspnée.
Ceux-ci, à leur tour, ont été remplacés par l'état syncopal dont j'ai
parlé plus haut. Pendant ce temps on augmentait graduellement
la durée du bain et j'ai vu la malade rester dans cet état syncopal,
pendant deux heures, couchée sur un hamac qui plongeait dans la
baignoire. Enfin la tolérance pour le bain est devenue à peu près
complète.

Le résultat le plus remarquable a été la disparition, pendant un
mois, de tout accès convulsif. Les accès de dyspnée sont devenus
aussi plus rares. Malgré les trois pertes utérines qui ont entravé le
traitement, les forces générales se sont accrues et, pendant la période de dépression, la malade n'est pas tombée dans une prostration aussi grande qu'auparavant. Les autres symptômes ont présenté un amendement moins notable. Malgré les frictions et le
massage, les membres inférieurs sont restés froids et faibles; quelques cautérisations ponctuées ont réveillé la contractilité de la
vessie et calmé les douleurs irradiées de l'ovaire, mais d'une manière transitoire seulement; enfin l'hémianesthésie n'a été nullement modifiée.

Cette observation, intéressante à plus d'un titre, tend à montrer, comme la précédente, que, dans l'hystérie, les eaux de Néris modifient d'abord et surtout les phénomènes convulsifs. J'ai dit plus haut que la durée du traitement thermal constitue un élément puissant de l'action de ces eaux. Dans les deux cas dont je viens de parler, pour des raisons différentes, cette durée du traitement n'a pas été portée aussi loin que je l'aurais désiré ; j'ai lieu de croire que, s'il en eût été autrement, l'amélioration obtenue eût été plus marquée et surtout se fût étendue à un plus grand nombre de symptômes.

§ 4. — Chorée.

Cette action des eaux de Néris sur les phénomènes convulsifs de l'hystérie peut déjà faire prévoir celle qu'elles possèdent dans le traitement de la chorée. La chorée, en effet, par quelques-unes de ses formes, est quelque peu voisine de l'hystérie, et la chorée hystérique décrite par Trousseau sert de transition naturelle entre les deux névroses. C'est à cette dernière forme que peut être rattachée la chorée chez une jeune fille que j'ai eu à traiter l'an dernier à Néris.

Cette jeune fille, née d'une mère névropathique, âgée de 13 ans, réglée depuis un an, a été prise, au mois de juin qui a précédé son arrivée à Néris, de mouvements choréiques interrompus par des intervalles de rémission complète. « De temps à autre, m'écrit son médecin, arrivent des crises que je qualifierais d'hystériques, si elles se terminaient plus franchement, et si la durée en était moins longue. » A première vue, la jeune malade ne présente pas les signes d'une chorée franche, de celle qui constitue la danse de Saint-Guy. Elle a plutôt une agitation désordonnée que de véritables mouvements choréiques ; ceux-ci n'existent pas à l'état de repos. Mais la jeune fille est incapable d'un exercice un peu pro-

longé. Par exemple elle ne peut manger à table d'hôte, parce qu'il
lui est impossible de se contenir; il faut qu'en mangeant elle re-
mue, qu'elle s'agite et prenne des poses incompatibles avec un
maintien convenable. Par contre, elle se livre à des jeux qui exi-
gent de la synergie dans la contraction des muscles, comme le jeu
de crocket. Elle joue aussi du piano, danse en mesure, etc. Son
caractère est très-inégal et très-irritable. Son agitation augmente
considérablement le soir, au moment de se coucher, et la prive de
sommeil pendant la plus grande partie de la nuit. Pendant cette
période d'agitation les mouvements choréiques sont plus accen-
tués.

Elle a eu, au commencement de son séjour à Néris, deux crises
semblables à celles dont son médecin m'avait parlé dans la lettre
mentionnée plus haut; je l'ai vue dans un de ces accès. L'agitation est portée à l'extrême; la malade va incessamment de son lit
à un fauteuil, de celui-ci à un autre, puis elle revient à son lit.
Elle se jetterait par la porte ou la fenêtre, si on ne l'en empê-
chait. Les muscles des bras, des jambes, du tronc, de la face sont
le siége de contractions violentes. La malade se heurte contre les
murs et les meubles; ses mains frappent non moins violemment le
tronc. Vouloir la retenir, c'est accroître l'intensité des contractions.
Anxiété cardiaque; respiration un peu gênée. La malade a toute
sa connaissance, répond à tout ce qu'on lui demande et sollicite
un prompt soulagement. L'état de contraction spasmodique où
sont à peu près tous ses muscles empêche de faire quoi que ce soit :
on ne peut que veiller à ce qu'elle ne se fasse pas trop de mal.
Après plus de deux heures l'accès se calme spontanément. La malade finit par prendre un peu de repos, et le lendemain il lui reste
une courbature générale des plus intenses.

Je soumets la jeune fille à des bains tempérés dont la durée est
portée graduellement de une demi-heure à deux heures, et à des
douches écossaises. Les premiers bains ont accru l'agitation et

l'Insomnie. Du huitième au dixième, la sédation est venue. La malade n'a plus eu d'accès; l'agitation du soir a diminué de plus en plus, le sommeil a reparu, l'appétit est devenu moins capricieux et la malade a pu manger à table d'hôte. Elle est partie, après le vingt-cinquième bain, en voie très-notable et progressive d'amélioration.

Je rapprocherai de ce fait celui d'une jeune fille de la campagne dont la guérison a vivement frappé les baigneurs qui ont inauguré la dernière saison de Néris. Cette jeune fille, traitée par un de mes confrères, M. Pironon, qui a bien voulu me fournir sur elle quelques renseignements, avait contracté une chorée, une vraie danse de Saint-Guy à la suite d'une vive frayeur. Un bœuf, en effet, l'avait saisie de ses cornes et lancée dans l'espace. Elle était retombée sur le dos, ne se faisant que des contusions sans gravité, mais ses règles, qu'elle avait alors, furent suspendues, puis devinrent irrégulières, et, depuis ce moment, elle ne put marcher qu'avec peine et en sautillant d'une manière toute caractéristique. Vingt bains ont suffi pour faire disparaître ces mouvements choréiques et permettre à la jeune fille de marcher comme tout le monde. Seulement quand elle passait auprès d'un groupe qui avait l'air de la regarder et de s'occuper d'elle, sa démarche devenait moins sûre. Quand elle savait n'être l'objet de l'attention de personne, elle reprenait une marche assurée.

On peut rapprocher de la chorée certaines affections spasmodiques, telles que le tic douloureux de la face, le torticolis spasmodique, la crampe des écrivains, etc. J'ai pu observer à Néris un spécimen de ces trois dernières affections, mais dans les trois cas le traitement n'a pas été suivi avec assez de persévérance par les malades pour que je puisse en rien conclure. Je me borne donc à enregistrer le succès obtenu dans les deux faits de chorée qui précèdent. Je ne quitterai pas, toutefois, ce qui concerne les troubles de la motilité sans dire quelques mots des résultats que j'ai observés dans la paralysie agitante et dans la contracture permanente due à une affection cérébro-spinale (sclérose descendante); cela me permettra un peu plus loin de tirer quelques conclusions générales des faits et considérations contenus dans ce chapitre.

§ 5. — Paralysie agitante.

J'ai donné des soins, pendant la dernière saison, à cinq malades atteints de paralysie agitante. Dans deux cas seulement j'ai noté une légère amélioration dans le tremblement rhythmique caractéristique de la maladie.

L'un de ces malades, âgé de 68 ans, a éprouvé les premiers symptômes de son affection pendant la guerre de 1870-71, à la suite d'une vive irritation causée par la vue des Prussiens qui envahissaient sa demeure. Le tremblement a débuté par les membres du côté droit, puis il a atteint, mais à un plus faible degré, les membres du côté gauche. Il s'exagère sous l'influence de la plus légère émotion, telle que celle qui peut résulter de la visite du médecin, de la présence d'un étranger, des repas pris en commun à table d'hôte, etc. Le malade est en proie à une agitation incessante; il ne tient pas en place; la nuit il dort très-peu. La démarche est encore assez facile; elle ne présente, pas plus que le *facies*, rien de caractéristique.

Sous l'influence de bains et de douches tempérés, nous obtenons une amélioration rapide et notable; agitation moins grande, repos pendant la nuit, marche plus facile, recrudescences du tremblement moins fréquentes et moins intenses, moral relevé. La nouvelle de la mort de son frère vient faire perdre en partie au malade le bénéfice de cette amélioration. Cependant il prolonge son traitement de quelques jours et quitte Néris dans de meilleures conditions que lorsqu'il y est arrivé.

Le second malade est une dame, âgée de 65 ans, qui a commencé à trembler il y a quelques années. Aujourd'hui le tremblement est général; la physionomie et l'attitude du corps sont caractéristiques; la démarche est encore simplement embarrassée; grande agitation, surtout pendant la nuit, anorexie, constipation opiniâtre, faiblesse générale, etc.

Bains tempérés suivis de douches appliquées avec la plus grande prudence sur les membres d'abord, puis le long de la colonne vertébrale. Après une légère période d'excitation, un amendement notable se produit dans les symptômes généraux. Le tremblement a un peu diminué ou du moins il n'est pas aussi sujet à des recrudescences; la malade se sent plus forte et marche plus facilement. Cette légère amélioration dans les symptômes physiques en amène une beaucoup plus grande dans l'état moral.

Les trois autres malades, dont il me paraît inutile de donner l'observation, présentaient, deux surtout d'entre eux, dans leur physionomie, leur attitude générale et leur démarche, les traits caractéristiques et en quelque sorte typiques de la maladie. Il s'est produit un léger amendement dans quelques symptômes généraux, en particulier dans l'agitation, l'insomnie, la perte ou la diminution de l'appétit; mais je n'ai noté aucune modification bien sensible dans le tremblement ni dans la difficulté des mouvements.

Ainsi, dans la paralysie agitante, si les eaux de Néris ont pour effet immédiat d'améliorer l'état général, leur action est moindre ou nulle sur les troubles de la motilité.

§ 6. — Contracture permanente.

La contracture permanente, quand elle n'est pas liée à l'hystérie, auquel cas, pendant longtemps du moins, elle ne paraît avoir aucun substratum anatomique, tient, comme on le sait, à une sclérose des cordons latéraux de la moelle, soit primitive (sclérose latérale symétrique), soit deutéropathique (sclérose descendante consécutive à une lésion cérébrale). J'ai donné des soins à deux dames chez lesquelles un certain degré de contracture et une attitude spéciale pendant la marche rappelaient le *tabes spasmodique* décrit par M. Charcot. Toutefois d'autres phénomènes, étrangers à la sclérose latérale, rendaient ces deux cas très-complexes, et je me bornerai, en ce qui les concerne, à une simple mention, en ajoutant que, sous l'influence des bains, des douches et du massage, les phénomènes de contracture ont été très-légèrement amendés.

Chez une troisième malade, le cas, d'abord aussi un peu douteux, est devenu plus net par la marche ultérieure de la maladie : il s'agissait d'une lésion cérébrale siégeant à la partie moyenne de l'hémisphère gauche, dans ce territoire voisin du sillon de Rolando que les expériences physiologiques et l'anatomie pathologique ont démontré être un centre moteur. L'observation, au point de vue du diagnostic et des localisations cérébrales, présente un grand intérêt; mais elle est fort longue et elle sera publiée ailleurs; je n'en retiendrai ici que ce qui a rapport au sujet spécial qui nous occupe.

La malade, âgée de 40 ans, un peu anémique, très-nerveuse, sujette à des phénomènes hystériques, mère d'un enfant épileptique, est prise en voyage d'un certain malaise, avec douleurs vives du côté gauche de la tête, malaise qui se termine par une attaque d'hémiplégie droite sans perte de connaissance. La paralysie est complète; elle s'étend à la face et aux membres; elle ne s'accompagne pas d'anesthésie; on n'est obligé de sonder la malade qu'une fois. Les membres paralysés sont le siége d'une contracture, le bras et la main dans la flexion, la jambe et le pied dans l'extension. Peu à peu les douleurs céphalalgiques gauches s'apaisent, la paralysie disparaît de la face et diminue à la jambe; la malade peut, avec des efforts, détacher le talon du lit et même faire quelques pas dans la chambre en fauchant. La contracture du reste persiste, quoique un peu atténuée; il est des moments, surtout pendant la nuit, où la main s'ouvre incomplètement.

Cinq mois après le début des accidents, la malade, à la suite d'une frayeur, est prise d'une attaque épileptiforme après laquelle la contracture des membres s'accuse davantage et s'accompagne de douleurs très-vives que l'on modère à peine par des injections sous-cutanées de morphine. En même temps surviennent quelques troubles trophiques cutanés du côté du pied. Ces troubles restent limités et ne tardent pas à disparaître. La contracture diminue un peu à la jambe; elle persiste au même degré au bras qui reste toujours fléchi dans la pronation, les doigts fléchis aussi dans la paume de la main. Les membres contracturés sont parfois le siège d'une trépidation soit spontanée, soit provoquée par les efforts de la malade pour se soulever dans son lit. On a continué, pour calmer les douleurs, les injections sous-cutanées quotidiennes de morphine.

Le soir de son arrivée à Néris, après un voyage qu'elle a relativement bien supporté, la malade est prise d'une nouvelle attaque épileptiforme, avec perte de connaissance, écume à la bouche, morsure de la langue, etc. La contracture des membres paralysés reçoit comme un nouveau coup de fouet. La malade ne pourrait plus se servir de la jambe droite. Les douleurs, cependant, ne deviennent pas plus vives et, comme la malade, très-craintive, a peur d'une injection hypodermique que cependant elle réclame, je crois pouvoir surseoir à l'administration de la morphine. La nuit ne se passe pas trop mal et, dès le lendemain, nous inaugurons le traitement thermal en commençant par des bains d'un quart d'heure à 34 degrés.

Les premiers bains provoquent un peu de saisissement, de suf-

location, et, consécutivement, d'excitation. Puis la malade s'accli-
mate aux eaux. On prolonge la durée du bain jusqu'à une heure et
une heure et demie; on y joint des douches tempérées sur les
membres contracturés et sur la colonne; on masse, d'abord très-
légèrement, ensuite plus vigoureusement les membres atteints par
la paralysie et la contracture. Sous l'influence de ce traitement,
les douleurs se calment sans que j'aie à pratiquer une seule injection de morphine, l'état général s'améliore, les forces reviennent,
la malade se promène tous les jours dans un fauteuil roulant; elle
peut faire quelques pas dans sa chambre au bras d'une personne.
La contracture est un peu moins modifiée au membre supérieur,
cependant le bras a plus de souplesse et l'on peut, sans trop d'efforts et surtout sans réveiller de douleur, étendre les doigts sur la
main et l'avant-bras sur le bras. Somme toute, une certaine dé-
tente semble sur le point de se faire dans les membres contracturés, et, si elle se produit, elle aidera puissamment au diagnostic,
car, jusqu'à ce moment, on se trouve hésiter entre une contracture, non pas franchement hystérique, puisque l'anesthésie fait dé-
faut, mais une contracture d'origine purement nerveuse, et une
contracture liée à une lésion cérébrale, probablement à une tu-
meur. La marche ultérieure de la maladie a donné raison à la seconde manière de voir.

Cette observation, que j'ai cherché à résumer le plus brièvement
possible, en ne produisant que les points essentiels, tend ainsi à
montrer que les eaux de Néris ne sont pas complétement sans action sur la contracture liée à une sclérose latérale descendante
symptomatique d'une lésion cérébrale, mais que cette action se
circonscrit dans de plus étroites limites que dans le traitement de
la contracture hystérique; et comme, dans certains cas difficiles,
plus ou moins semblables au précédent, on ne saurait se priver
d'aucun élément de diagnostic, peut-être trouvera-t-on, dans cette

différence d'action, une raison légitime de plus pour admettre ou
rejeter l'existence d'une lésion scléreuse de la moelle.

Si l'on rapproche les uns des autres les différents faits que je
viens de rapporter, on voit qu'ils comprennent dans leur en-
semble le cadre à peu près complet des troubles de la sensibilité
et de la motilité. De ces troubles, les uns sont sujets à des ré-
missions, à de véritables intermittences, ils expriment une excitation, une activité anormale de la fonction lésée, ils présentent
ainsi un certain degré d'acuité; les autres sont permanents, con-
tinus, en quelque sorte passifs et traduisent une perversion, une
dépression, parfois une abolition complète de la fonction atteinte.
Aux troubles du premier ordre se rattachent la douleur, l'hyperesthésie, les sensations internes, difficiles à définir, qui accompagnent certaines névroses, les convulsions cloniques, les spasmes,
les mouvements choréiques; parmi les troubles du second ordre se
rangent l'analgésie, l'anesthésie, la paralysie, la contracture permanente, les oscillations rhythmiques de la paralysie agitante, le
tremblement sénile, etc. Cette division, je le sais, est un peu arbi-
traire et peut soulever des objections; mais, au point de vue cli-
nique, elle traduit assez exactement les faits et, en tout cas, elle
me permet de mieux préciser l'action immédiate des eaux de Néris
dans les maladies du système nerveux en disant que c'est surtout
dans le traitement des maladies ou des symptômes du premier
groupe que cette action s'exerce de la manière la plus nette, la plus
constante et la plus utile pour les malades.

§ 7. — Amyotrophies.

Pour compléter le tableau précédent, il est bon de dire un mot
des amyotrophies. J'ai donné des soins, presque en même temps,

.à trois malades, trois dames, présentant, à des titres divers, des atrophies musculaires.

La première, âgée d'environ 50 ans, est atteinte d'un rhumatisme noueux qui a surtout envahi le côté gauche. La maladie s'est d'abord localisée à l'épaule gauche où elle a déterminé une demi-ankylose de l'articulation et une atrophie très-avancée du muscle sous-épineux. Sous l'influence de l'électricité et du massage, la roideur articulaire a beaucoup diminué et l'atrophie du muscle sous-épineux s'est en grande partie réparée. Mais le côté gauche n'en conserve pas moins une faiblesse relative très-grande et, si l'on mesure comparativement les deux côtés, à différentes hauteurs soit du tronc, soit des membres, on constate une atrophie notable de toutes les masses musculaires du côté gauche. La malade a fait une longue saison à Néris. Nous avons employé concurremment les bains, les douches chaudes et le massage. Le résultat a été satisfaisant; le côté gauche s'est notablement fortifié; mais les mensurations n'ont pas été prises assez exactement pour apprécier l'étendue de la réparation obtenue dans les masses musculaires atrophiées.

La seconde malade m'a présenté le début classique de l'atrophie musculaire progressive. Le côté droit seul est atteint. Les muscles des éminences thénar et hypothénar sont le siége d'une atrophie déjà très-avancée; la faiblesse du bras et de l'avant-bras est grande; les muscles de l'épaule semblent commencer à se prendre. Névropathie générale, migraine, névralgies occupant le plus souvent les nerfs intercostaux et le nerf sciatique du côté droit.

Sous l'influence de bains tempérés, de douches écossaises et du massage, l'état général s'améliore considérablement et le bras droit prend plus de force. Pas de changement sensible dans les muscles atrophiés.

La troisième malade offre un cas d'un diagnostic difficile, celui d'une atrophie unilatérale et uniforme intéressant tout le côté droit du corps, y compris la face. La sensibilité et la motilité sont intactes. La malade a eu, il y a un an ou deux, des douleurs assez vives sur le trajet du nerf sciatique droit; elle accuse en ce moment des douleurs semblables le long du rachis. Elle est sujette à une dyspepsie des plus rebelles. Le traitement a surtout consisté en des bains tempérés, qui ont été portés graduellement de un quart d'heure à une heure et demie et deux heures. Amélioration sensible dans l'état général; disparition des douleurs; accroissement des forces dans le côté droit.

Ces trois observations, tout incomplètes qu'elle sont, montrent que les eaux de Néris peuvent offrir des ressources précieuses dans certains cas d'amyotrophie. Je me propose du reste de poursuivre mes recherches sur ce sujet, en m'aidant des instruments propres à déterminer la nature, le degré de l'atrophie et à apprécier les modifications obtenues par le traitement thermal, quelque faibles qu'elles soient.

Conclusions.

Je résumerai, dans les propositions suivantes, les données générales qui me paraissent ressortir des considérations et des faits exposés plus haut .

1° Il est bon de distinguer, dans les applications des eaux de Néris à la thérapeutique, une action immédiate et une action éloignée. La première se manifeste pendant la durée même du traitement et répond à une indication parfois pressante, comme, par exemple, dans les névroses extrêmement douloureuses, où il s'agit avant tout de calmer les souffrances des malades.

2° La durée de la cure thermale doit varier suivant les cas et constitue un élément important de l'action des eaux.

3° L'action immédiate des eaux de Néris, dans le traitement des maladies du système nerveux, qu'il s'agisse de troubles de la sensibilité ou de la motilité, se manifeste surtout dans les cas où il y a plutôt une excitation anormale qu'une diminution de l'activité fonctionnelle.

Cette action est sédative par rapport à l'affection nerveuse et, secondairement, tonique par rapport à l'état général de l'organisme. Elle est des plus promptes et des plus marquées dans les névroses douloureuses (névralgies périphériques ou viscérales, angine de poitrine), dans les convulsions cloniques de l'hystérie, la chorée, l'ataxie locomotrice, etc.; elle est moins prononcée, sans cesser toutefois de se manifester, dans les anesthésies, les paralysies, le tremblement sénile, la paralysie agitante, la contracture permanente liée à une sclérose latérale de la moelle, etc.

4° Les eaux de Néris paraissent être utiles dans les amyotrophies, mais de nouvelles recherches sont nécessaires pour en bien préciser l'action.

5° L'effet immédiat des eaux de Néris ne permet pas de préjuger de leur effet éloigné ou définitif. Le chapitre précédent n'est donc que la première partie d'une étude qui sera ultérieurement poursuivie et complétée.

TABLE DES MATIÈRES

CONTENUES DANS LE DEUXIÈME FASCICULE.

	Pages
ACTION IMMÉDIATE	111
I. — Maladies du système nerveux	115
§ 1. — Névroses profondes, névroses viscérales	Ibid.
§ 2. — Ataxie locomotrice	119
§ 3. — Phénomènes convulsifs de l'ysterie	126
§ 4. — Chorée	134
§ 5. — Paralysie agitante	137
§ 6. — Contracture permanente	138
§ 7. — Amyotrophies	142
Conclusions	144